CONTRIBUTION

A L'ÉTUDE DE

L'ŒSOPHAGOTOMIË

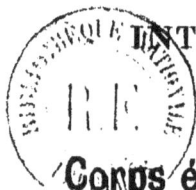

INTRA-MÉDIASTINALE

POUR

Corps étrangers de l'Œsophage

PAR LE

Docteur A. MONTAGNIER

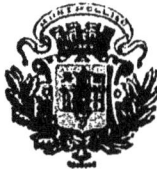

MONTPELLIER
IMPRIMERIE DE LA MANUFACTURE DE LA CHARITÉ
—
1898

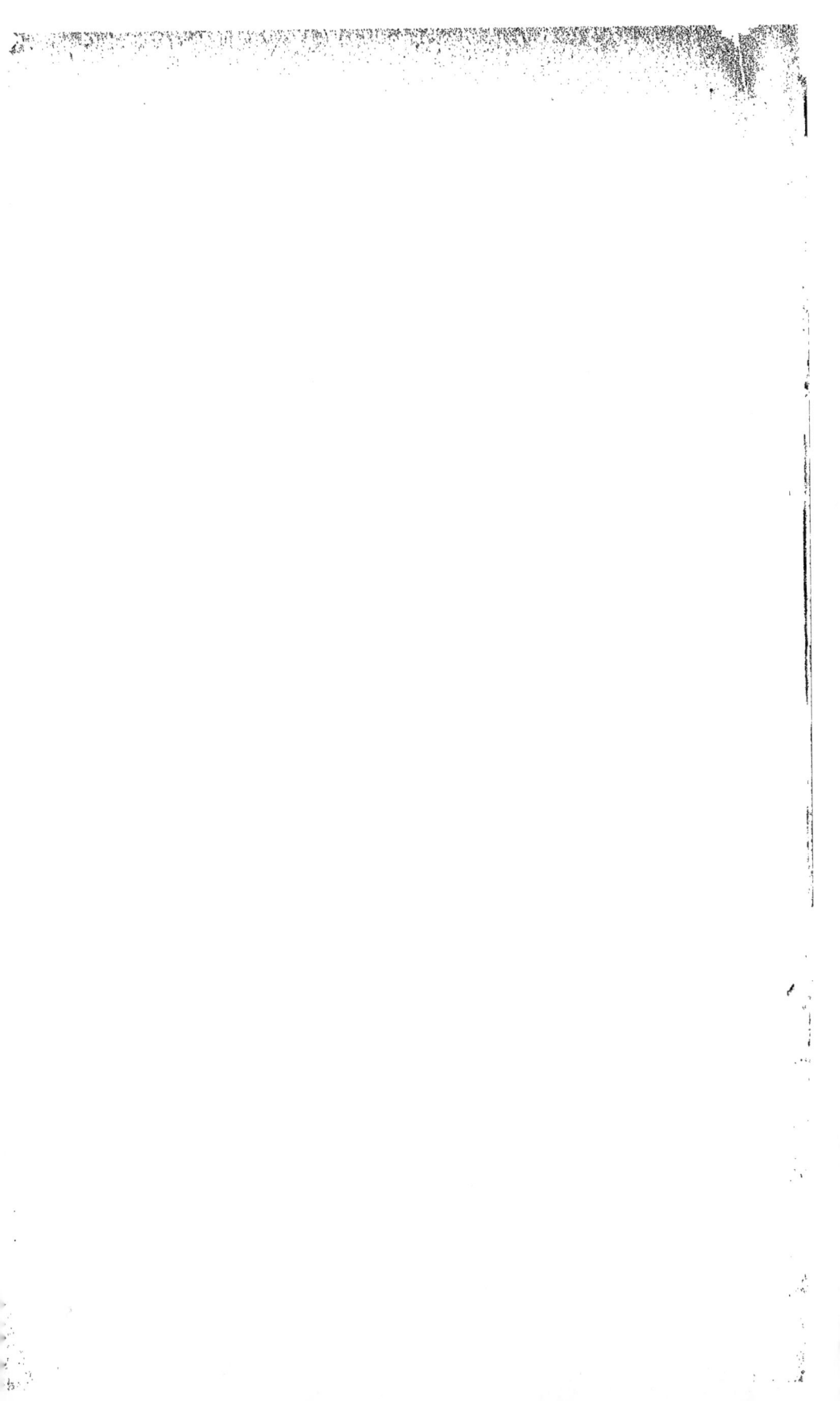

A MON PÈRE ET A MA MÈRE

TÉMOIGNAGE DE RECONNAISSANCE ET DE VIVE AFFECTION

A. MONTAGNIER.

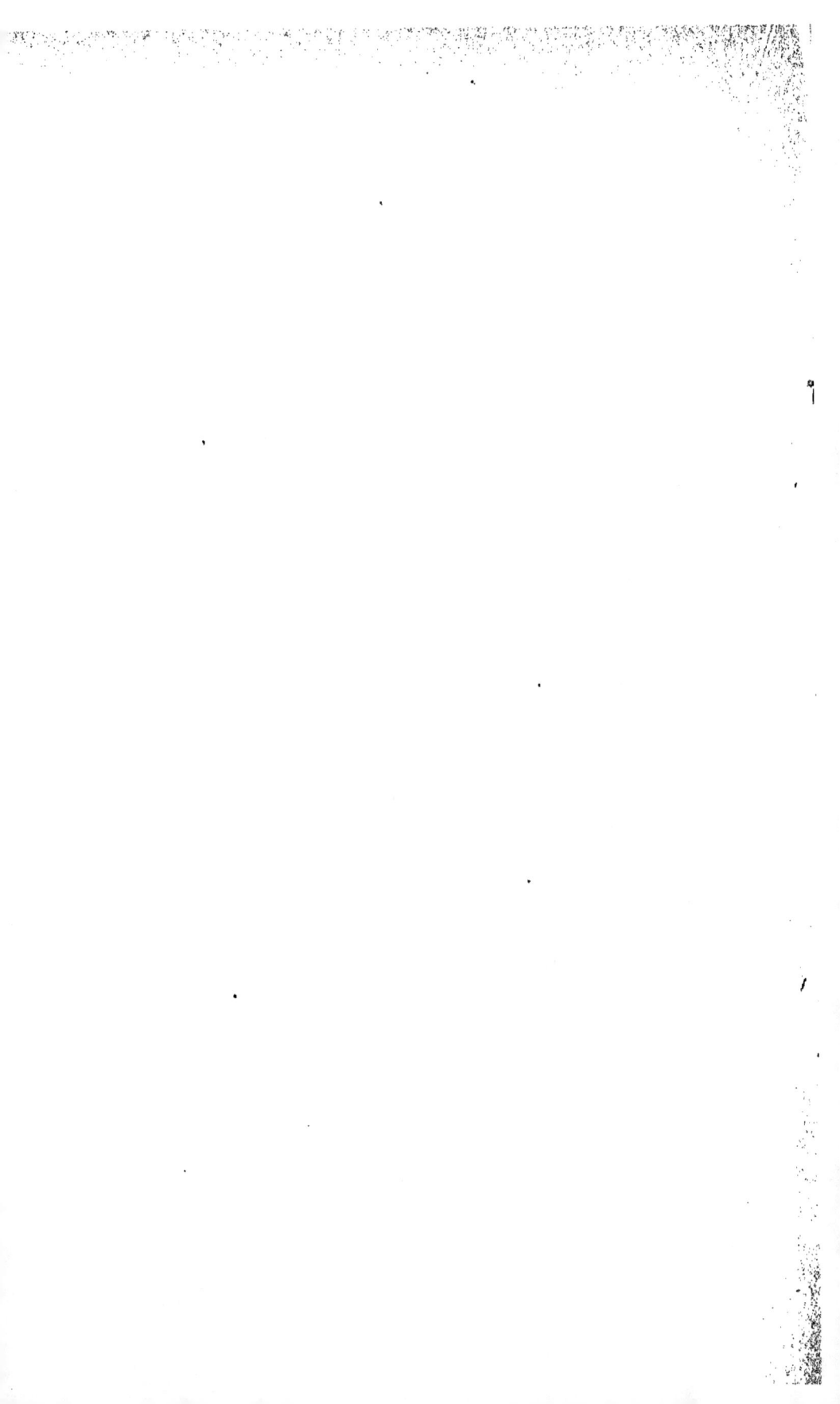

AVANT-PROPOS

En nous suggérant l'idée première de cette étude, M. le Professeur Forgue, nous a communiqué divers travaux personnels qui constituent les éléments principaux de notre sujet. Nous l'en remercions vivement.

En acceptant la présidence de notre thèse, il affirme de nouveau, à notre égard, une sympathie dont nous sommes fier.

Nos excellents amis, le docteur Jeanbrau, chef de clinique chirurgicale à l'Université de Montpellier et Malbois, interne des hôpitaux, nous ont prodigué durant toute notre scolarité une amitié généreuse que nous n'oublierons jamais.

Enfin, ce n'est point sans le plus vif regret, que nous nous séparons de nos bons amis de l'internat de Toulon. Nous conserverons inaltérable le souvenir de ces relations, qu'une franche cordialité rendit sûres et courtoises. Parmi nos Maîtres, à qui nous exprimons toute notre gratitude, nous n'aurions garde d'oublier M. le Docteur Carence, chirurgien en chef: L'estime et la sympathie qu'il nous témoigna tout récemment encore, nous font un devoir de lui adresser avec l'hommage de notre reconnaissance, nos remerciements les plus sincères.

INTRODUCTION

———

Les accidents nombreux et toujours redoutables que provoque la présence d'un corps étranger dans l'œsophage, ont donné lieu, de tout temps, aux recherches des expérimentateurs et des cliniciens. Leur thérapeutique difficile, insuffisante, périlleuse même n'a point subi cependant de Galien à Ambroise Paré, d'Ambroise Paré à Dupuytren, de bien grandes améliorations. Ce sont toujours les mêmes procédés qui reviennent, modifiés plus ou moins, mais forcément inefficaces pour ne pas dire nuisibles dans les cas graves.

Il nous faut arriver à l'ère antiseptique pour constater quelques progrès et par suite quelques succès.

La chirurgie moderne, en effet, née des grandes découvertes de Pasteur, plus audacieuse, plus sûre d'elle-même pénètre à travers les tissus et aborde sans crainte les organes les plus essentiels à la vie. Une voie nouvelle aidée par la radiographie naissante, s'offre aux investigations des cliniciens ; les méthodes anciennes sont reprises et subissent des transformations importantes ; l'œsophagotomie cervicale presque abandonnée devient d'une pratique plus courante (Fischer) ; la gastrotomie donne aux deux opérateurs qui la tentent (Richardson et Bull) les succès les plus encourageants.

Mais œsophagotomie cervicale d'une part, gastrotomie

de l'autre ne suffisaient point. Il appartenait à Nasiloff, à Quénu et à Hartmann de proposer un procédé nouveau qui, agissant sur la portion médiane et non pas seulement sur les deux extrémités du canal œsophagien, put compléter en quelque sorte la thérapeutique chirurgicale des corps étrangers de l'œsophage thoracique.

Ce procédé est l'œsophagotomie intramédiastinale. Plusieurs expérimentateurs l'ont essayé sur le cadavre et les animaux, M. le professeur Forgue, le premier, en juin 1897, et après lui, Rehn de Francfort l'ont mis en pratique sur le vivant.

Reprenant l'observation que notre maître M. le professeur Forgue a bien voulu nous communiquer, il nous a paru intéressant d'étudier dans ce modeste travail le Traitement des Corps étrangers de l'œsophage thoracique au moyen de l'œsophagotomie intramédiastinale.

Nous divisons notre étude en quatre chapitres.

1º Dans le premier nous donnons, in extenso, l'observation qui fait la base de notre travail.

2º Dans le second, nous exposons quelques considérations anatomiques sur les rapports réciproques des organes contenus dans le médiastin postérieur.

3º Dans le troisième, nous abordons la question particulière des corps étrangers de la portion thoracique de l'œsophage et nous nous étendons légèrement sur les divers traitements proposés, réservant pour le :

4º Chapitre quatrième, un procédé nouveau, l'œsophagotomie intramédiastinale. Nous envisageons ce procédé sous le triple point de vue de son historique, de ses indications et de sa technique opératoire.

Suivent en dernier lieu nos conclusions.

CONTRIBUTION A L'ÉTUDE

DE

L'ŒSOPHAGOTOMIE

INTRA-MÉDIASTINALE

POUR CORPS ETRANGERS DE L'ŒSOPHAGE

CHAPITRE I.

Il nous a paru très à propos de débuter par l'observation que Monsieur le professeur Forgue a bien voulu nous communiquer, cette observation étant la base de notre travail.

« Il s'agissait d'un enfant de 8 ans qui avait avalé un gros sou trois mois auparavant. Un de nos confrères avait vainement tenté l'extraction du corps étranger avec le panier de Graefe : les manœuvres avaient été pénibles, le corps n'avait pu être chargé sur le panier, l'œsophage avait saigné ; et les parents s'étaient refusés à une nouvelle séance. Le Dr Masmejean, de Bessèges, auquel l'enfant avait été ultérieurement conduit, avait jugé prudent de ne point renouveler les tentatives d'extraction. La situation du petit malade motivait bien cette réserve : l'alimentation était devenu difficile, la déglutition douloureuse et l'enfant ne s'alimentait que de lait ; il avait considérablement maigri et pâli, accusait une douleur thoracique profonde, avait des accès de suffocations et de fréquentes crises de toux quinteuse après lesquelles il expectorait des crachats muco-purulents striés de sang ; il présentait des signes de bronchite, surtout marqués à droite, et l'on trouvait, de ce côté, une zone de submatité pulmonaire ; des vomissements alimentaires, auxquels se mêlaient des traces de sang, venaient compléter le tableau.

Bref, il paraissait net que le sou était fixé dans un point de l'œsophage. Etant donné cette fixité même d'un corps régulier, à contour circulaire, apte par conséquent à descendre et à circuler, étant donnée aussi la présence du sang dans les expectorations et les vomissements, il était vraisemblable que le sou avait eu le temps de creuser, au niveau de son arrêt, un sillon ulcéreux dans les parois œsophagiennes. Pourtant il semblait sage de se garder de toute extraction de vive force, capable d'achever la perforation de l'œsophage, de déterminer dans les plèvres ou dans le médiastin un phlegmon septique, ou même une hémorragie grave par lésion des gros troncs vasculaires. L'insuccès des manœuvres d'extraction tentées par un confrère expérimenté nous paraissait suffisamment démonstratif. Et il était conforme à la pratique actuellement admise pour l'œsophagotomie cervicale de ne point laisser les lésions pariétales s'aggraver, la dénutrition s'accroître par la dysphagie et de procéder à l'extraction par une incision méthodique, aseptique, directe. Deux progrès récemment acquis nous y invitaient : d'une part, l'étude de médecine opératoire que nous devons à Nasiloff, à Quénu et Hartmann, sur les voies de pénétration chirurgicale dans le médiastin postérieur ; d'autre part, la localisation précise du point d'arrêt du corps étranger que nous fournit la radiographie.

Les radiographies très nettes, prises par notre collègue le professeur Imbert, montraient le sou, fixé au niveau du quatrième espace intercostal, franchement à droite de la silhouette des corps vertébraux. Cette indication topographique nous décida, envers et contre le précepte de Quénu et Hartmann qui conseillent d'aborder l'œsophage par le côté gauche, à pénétrer dans le médiastin par une thoracotomie droite. La radiographie fut ici mauvaise conseillère.

L'intervention fut simple et rapide dans les premiers temps : l'enfant étant couché sur le côté gauche, un coussin roulé, glissé sous le thorax, la tête un peu inclinée en avant, je fis une incision verticale de 14 centimètres, sur l'angle des côtes, entre la ligne épineuse et le bord spinal de l'omoplate, le milieu répondant à un travers de pouce au-dessous de l'épine scapulaire. En trois coups l'incision fut, à travers les masses musculaires, conduite jusqu'à la surface des côtes. Les 6me, 5me et 4me côtes furent, à la rugine, dénudées de part et d'autre de l'angle, sur une étendue de 5 centimètres et réséquées. L'hémostase des trois artères intercostales étant faite, le thorax était ainsi ouvert par une brèche qui me permit d'introduire les doigts sous le bord interne de la fenêtre thoracique et de commencer le décollement de la plèvre pariétale. Il est remarquable de voir avec quelle facilité et quelle sécurité se fait, à ce niveau, le clivage du feuillet pariétal de la séreuse, plus épais et plus résistant.

Poursuivant à coups et à bout de doigts mon décollement, j'arrivai ainsi sur le flanc droit des vertèbres dorsales : à un moment je sentis très nettement la saillie mince du bord droit du sou enclavé. Mais, c'était au bout de mes doigts, à une profondeur de 8 centimètres environ, dans un foyer obscurci par une légère hémorragie veineuse, que j'éprouvais ce contact ; et il était impossible et imprudent à cette profondeur de vouloir opérer une incision. Je voulus poursuivre le dégagement de l'œsophage, et continuai à travailler du bout des doigts, repliés, de façon à suivre la ligne de réflexion de la plèvre médiastinale et à la décoller de la face postérieure et du flanc droit de l'œsophage. Manœuvre infructueuse : je ne réussis qu'à prolonger le décollement en avant des corps vertébraux, dans cette nappe de tissu cellulo-graisseux qui se continue avec l'espace cervical, retro-visceral de Henke. Le résultat fut que l'œsophage devint mobile en avant, refoulé avec le cul-de-sac retro-œsophagien de la plèvre ; il me fut impossible, à partir de ce moment, de palper le contact du rebord du sou, impossible aussi de retrouver le plan de clivage entre l'œsophage et la plèvre. Mes tentatives durent cesser parce que l'enfant, depuis quelques instants, présentait des troubles d'asphyxie chloroformique. Je me contentai de tamponner le médiastin avec un Mikülicz, de placer au point déclive un double drain et de suturer la partie haute seulement de l'incision.

Les suites furent aseptiques et simples ; mais le sou demeurait en même place et la radiographie nous le confirme. A douze jours de là, je décidai une nouvelle tentative. Mais je voulus préalablement essayer l'extraction par les voies naturelles : la thoracotomie, faite antérieurement et dont la brèche avait été maintenue par le tamponnement iodoformé, me paraissait une garantie rassurante de drainage, vis-à-vis des infiltrations septiques dans le médiastin, s'il arrivait que l'extraction forcée fut suivie d'une perforation œsophagienne, d'autre part je comptais, dans le cas où le chargement du corps eut présenté des difficultés, l'aider et le contrôler par l'introduction des doigts dans la brèche. Je n'eus pas besoin de ce dernier secours : j'arrivai à charger le sou sur le panier et à l'amener dehors par une traction forte. » (1)

En résumé, il s'agit d'un jeune enfant de 8 ans, qui, par mégarde, avale un gros sou. — Plusieurs tentatives d'extrac-

---

(1) Forgue, Communication, Congrès de Chirurgie, Paris, octobre 1898.

tion sont faites, elles sont infructueuses ; l'enfant, trois mois après l'accident, rentre dans le service de M. le professeur Forgue.

Les radiographies très nettes montrent que le sou siège au niveau du quatrième espace intercostal.

M. le professeur Forgue, par une œsophagotomie médiastinale droite pénètre dans le médiastin postérieur, touche très nettement la saillie mince du bord droit du sou enclavé : mais quelques manœuvres de décollement exécutées dans le but d'isoler l'œsophage ne permettent plus de palper le corps étranger.

Les troubles d'asphyxie chloroformique que présente le malade, forcent l'opérateur à mettre un terme à ses recherches.

Douze jours après on décide une nouvelle tentative, on introduit au préalable le panier de Graefe qui charge le sou et l'entraîne au-dehors.

CHAPITRE II

*Quelques considérations anatomiques sur les rapports récipro-
ques des organes contenus dans le médiastin postérieur.*

Dans sa portion thoracique l'œsophage occupe le médiastin
postérieur. On entend par médiastin postérieur, dit Potarca (1),
l'espace compris entre la trachée, les bronches et le péricarde
en avant et la portion dorsale de la colonne vertébrale en
arrière. Cet espace s'étend en hauteur de la 1re à la 12me vertèbre
dorsale.

Espace rétro-viscéral. — Dans le médiastin postérieur, en
allant d'arrière en avant de la paroi postérieure vers la paroi
antérieure on rencontre : au devant de la colonne vertébrale,
couverte par le ligament vertébral commun antérieur, l'espace
rétro-viscéral qui se continue en haut avec l'espace rétro-viscéral cervical (Henke), et en bas par l'orifice œsophagien dia-
phragmatique avec l'espace rétro-viscéral abdominal.

C'est dans ce tissu rempli de graisse que cheminent à peu
près sur la ligne médiane, le canal thoracique et sur les côtés
la grande veine azygos à droite, et les troncs isolés ou anas-
tomosés des deux petites veines azygos à gauche. Vers la 4e et
5e vertèbre dorsale, la grande veine azygos qui chemine à
droite se courbe fortement en avant et à droite pour aller
s'aboucher après avoir croisé le pédicule pulmonaire droit
dans la veine cave supérieure. Les grandes et petites azygos

---

(1) La Chirurgie intra-médiastinale postérieur. Paris, 1898. Presse Médicale, 16 novembre 1898.

reçoivent la plupart des veines intercostales droites et gauches, ce qui forme un véritable plan vasculaire très important à connaître pour le chirurgien.

Aorte thoracique. — En avant et à gauche de ces vaisseaux, on rencontre l'aorte thoracique dans la partie horizontale de sa crosse et dans toute sa portion intra-thoracique descendante.

La portion intra-médiastinale de la crosse de l'aorte est par sa face antéro-latérale gauche en contact en avant avec le nerf pneumogastrique gauche, en arrière avec le feuillet pariétal de la plèvre médiastine gauche. Par sa face postéro-latérale droite, elle est en rapport d'avant en arrière avec l'extrémité inférieure de la trachée d'abord, avec l'œsophage ensuite, qui, à ce niveau est refoulé à droite par le passage de ce grand vaisseau.

L'aorte thoracique descendante comprend toute la portion verticale de l'aorte contenu dans le médiastin postérieur. Elle commence en haut, à gauche de la colonne dorsale sur un niveau variable, entre la 4e et la 6e dorsale, et sort de la cavité thoracique en bas sur le côté droit de la colonne vertébrale à un niveau variable entre la 10e et 11e vertèbre dorsale. Elle est en rapport en avant, dans ses deux tiers supérieurs avec la face postérieure du pédicule pulmonaire gauche, le péricarde, dans son tiers inférieur avec l'extrémité inférieure de l'œsophage.

En arrière, elle est en contact, dans sa moitié supérieure avec la plèvre qui forme un coude à ce niveau, laissant une demi-face interne en rapport avec les troncs des petites veines azygos. Plus en arrière, le tissu cellulaire prévertébral, la face latérale gauche de la colonne dorsale, le nerf sympathique gauche et sur un plan plus postérieur les têtes des côtes.

A droite, l'aorte se trouve en contact en haut avec l'œsophage,

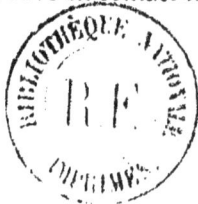

en bas avec le cul-de-sac pleuro-médiastinal droit et le tronc de la grande veine azygos.

A gauche, elle confine la cavité pleurale ; le feuillet pariétal de la plèvre médiastine gauche lui est intimement collée au point qu'on ne peut souvent séparer ces deux organes,

Œsophage. — Nous arrivons à l'œsophage. L'œsophage est un tube musculo-membraneux qui s'étend entre le pharynx et l'estomac. Sa longueur mesure chez l'adulte entre 22 et 25 centimètres ; il traverse successivement de haut en bas, la région inférieure du cou, toute la région thoracique et la partie tout à fait supérieure de la région abdominale, Nous étudierons plus spécialement sa portion intra-médiastinale, étendue entre la 1re et la 11e dorsale et mesurant approximativement 15 ou 16 centimètres de longueur.

Dans son long trajet l'œsophage répond dans toute son étendue à la colonne vertébrale. Il en suit toutes les inflexions. Il présente en outre des déviations caractérisées par deux courbures latérales, l'une supérieure à concavité dirigée à droite, l'autre inférieure à concavité dirigée à gauche. Il contourne dans une espèce de spirale, l'aorte descendante se plaçant successivement à droite, en avant et à gauche.

Nous avons dit que l'œsophage était un organe musculo-membraneux, il doit subir par conséquent dans sa direction et dans son calibre normal l'influence des organes qui l'avoisinent. Cette remarque est très importante, nous le verrons mieux quand nous traiterons des corps étrangers.

Voici les rapports de l'œsophage intra-médiastinal : En avant il répond à la portion membraneuse de la trachée, à l'origine de la bronche gauche, plus bas au péricarde qui le sépare des oreillettes du cœur ; — En arrière il est en rapport avec la colonne vertébrale : dans le haut il repose directement sur elle, plus bas il en est séparé par le canal thoracique, les

veines azygos, l'aorte qui, nous le savons déjà gagne la ligne
médiane, vers la partie inférieure du thorax. — Sur les côtés,
à gauche, il répond dans toute son étendue à la plèvre médiastine; à droite à la plèvre droite mais à la partie supérieure du
thorax seulement, plus bas, il en est séparé par la crosse de
l'aorte qui le croise en avant vers la troisième vertèbre dorsale,
puis par l'aorte descendante. Enfin les deux côtés de l'œsophage sont longés par les deux pneumogastriques qui au cours
de leur trajet s'envoient mutuellement de nombreuses anastomoses. Ces anastomoses enlacent l'œsophage dans une espèce
de plexus nerveux. Le nerf vague droit est plus spécialement
accolé sur la face postérieure de l'œsophage.

Plèvres médiastinales. — L'anatomie du médiastin postérieur
reste forcément incomplète si nous laissons de côté l'étude de
la plèvre et de ses rapports médiastinaux.

Cette étude est en partie empruntée aux remarquables travaux anatomiques du docteur Potarca de Bucharest, (1).

La réflexion vertébro-médiastinale des deux feuillets pleuro-
pariétaux se fait sur deux lignes presque verticales qui se
trouvent de chaque côté de la face antérieure de la colonne
vertébrale. L'espace compris entre ces deux lignes, espace
prévertébral, est occupé par une couche de tissu cellulaire
lache.

Une fois réfléchies, les plèvres costo-vertébrales se dirigent
en avant et deviennent les plèvres pariéto-médiastinales droites
et gauches. En leur point de réflexion se trouverait une lame
cellulaire et élastique tendue entre elles et les réunissant
(Morosoff et Forgue).

La plèvre médiastine droite revêt successivement en allant d'ar-

---

(1) Potarca, loc. cit.

rière en avant, la partie inférieure de l'œsophage, le tronc artériel brachio-céphalique, la trachée, la veine cave supérieure, le péricarde enfin, dont elle est séparée par le nerf phrénique et par les vaisseaux diaphragmatiques supérieurs.

La plèvre médiastine gauche tapisse successivement la partie inférieure de l'œsophage, l'aorte descendante, la crosse aortique et la face gauche du péricarde dont elle est séparée par le nerf phrénique et les vaisseaux diaphragmatiques supérieurs.

Notons en passant la différence de rapports avec l'œsophage entre la plèvre médiastine gauche et la droite. En effet, la plèvre gauche, après un très léger coude entre la colonne vertébrale et l'aorte passe sur le flanc externe de l'aorte pour se continuer directement avec le médiastin antérieur ; la plèvre droite au contraire s'invagine entre le plan vertébral et l'œsophage et constitue un cul-de-sac rétro-œsophagien d'une profondeur qui croit de la 6ᵉ à la 10ᵉ dorsale. Entre l'œsophage et la plèvre médiastine, siègeraient d'après Treitz et Gilette, de légères expansions musculaires ou fibreuses qui rattacheraient assez intimement les deux organes. Ce n'est point là, l'opinion de Polarca ; c'est celle de notre maître, M. le professeur Forgue qui a fait sur ce point de nombreuses recherches.

Voilà, succinctement exposées, quelques notions d'anatomie qui nous permettront d'aborder avec plus d'intérêt l'étude des corps étrangers de l'œsophage thoracique et des divers traitements proposés jusqu'à nos jours.

CHAPITRE III.

Des Corps étrangers de l'Œsophage (portion thoracique)
et de leurs divers traitements.

A. — Des Corps étrangers de l'œsophage thoracique

Nous avons dit plus haut que l'œsophage, tube mou et com-
pressible, subissait facilement dans sa direction et dans son
calibre normal l'influence des organes voisins : nous savons en
outre que de par ses fonctions propres, de par sa texture mus-
culo-élastique il est singulièrement exposé aux arrêts des corps
solides et demi-solides ingérés volontairement ou par mégarde.

Classification. — En effet, la nature des corps étrangers de
l'œsophage est des plus variées (1). Ces corps, diversement
classés par les auteurs qui se sont occupés de la question, peuvent être ramenés à trois groupes.

Suivant Adelmann on pourrait les diviser :

1° En Corps étrangers avec surface rugueuse, pointue,
angulaire, tels que fragments osseux, arêtes de poisson, bouts
et tuyaux de pipe, aiguilles, épines, clous, dards, sondes, che-
villes, dents, noyaux de fruits, barbes des épis, hameçons,
râteliers et obturateurs, morceaux de verres, tessons, pièces de
monnaie, canifs, fourchettes, etc...

---

(1) Poulet. Traité des corps étrangers en chirurgie. Paris, 1879.

2° Corps étrangers à surface lisse, de dimensions moyennes.

a) Mous, morceaux de viande, pommes de terre, boules de pain, animaux vivants, fruits, œufs, gâteaux, étoffes, etc., etc.

b) Durs, cailloux, anneaux, boutons, dés, clefs, cadenas, cuillers, morceaux de bois, de cuir, etc...

3° Corps étrangers dont la nature ne peut être déterminée, c'est-à-dire sur lesquels le malade ne peut donner aucun renseignement.

Nous nous occuperons seulement des corps étrangers arrêtés et fichés dans la *portion thoracique* de l'œsophage.

Les corps étrangers de l'œsophage thoracique sont beaucoup plus fréquents chez l'homme que chez la femme, ils sont généralement introduits par la bouche, quelquefois par une plaie, rarement ils remontent de l'estomac à la suite d'efforts de vomissements. On a même observé la chute dans le conduit œsophagien de pièces de dentiers, de dents artificielles qui se seraient détachés pendant le sommeil naturel ou chloroformique.

A ce sujet, nous trouvons dans la thèse du docteur Vigan (1) des détails très intéressants. « C'est surtout pendant le sommeil normal ou anesthésique, dit c'est auteur, que la pièce dentaire se détache et est déglutie. Arrivé dans l'œsophage, le corps étranger présentant généralement une série de pointes, produit par son contact avec la muqueuse, une irritation des terminaisons nerveuses et du spasme des fibres circulaires de l'œsophage qui auront pour résultat d'augmenter l'enclavement de ce corps étranger et de produire en même temps au-dessus et au-dessous de la pièce prothétique un double bourrelet qui ne fera que favoriser sa fixation. »

(1) Vigan — De la pénétration et de l'arrêt les pièces de pro... se dentaire dans l'œsophage. Thèse de Lyon 1897.

Après les dentiers et les dents artificielles, ce sont les **pièces de monnaie** que l'on rencontre le plus souvent.

Nous-même, dans le cours de nos études, nous avons été appelé, par deux fois, à soigner des enfants qui par mégarde avaient avalé une pièce de monnaie. Une première fois, grâce au panier de Graefe, nous parvinmes à tirer d'affaire une jeune fille de 12 ans ; la seconde fois, nous fûmes moins heureux : après quelques tentatives infructueuses, laissant de côté l'instrument qui nous avait si bien servi quelques mois auparavant, nous eûmes recours au procédé vulgaire qui consiste à faire déglutir au patient des substances demi-solides. Ce procédé nous réussit très bien ; l'enfant avala complètement le sou et la mie de pain que nous lui avions donnée. Ce dernier fait s'est passé au mois d'août dernier. Il y a deux mois, c'est-à-dire quelques semaines après l'accident, nous avons eu l'occasion de revoir notre jeune malade qui nous a joyeusement déclaré n'être nullement incommodé par la présence dans son tube digestif d'une pièce de dix centimes.

Siège. — Le lieu où s'arrêtent et se fixent le plus souvent les corps étrangers dans la portion intra-thoracique de l'œsophage, se trouve compris entre la 4me et la 6me vertèbre dorsale, c'est-à-dire «au niveau où son calibre normal est plus étroit et présente deux étranglements physiologiques, l'un aortique, l'autre bronchique (1).» Nous ne reviendrons pas sur ce que nous avons longuement exposé dans notre chapitre second.

Accidents qu'ils provoquent. — Les accidents produits par ces divers corps, lorsqu'ils s'arrêtent dans l'œsophage sont assez variés et tirent leur gravité de bien des circonstances

(1) Potarca, La Chirurgie intra-médiastinale postérieure, Paris, 1898.

parmi lesquelles le volume et l'irrégularité figurent au premier rang.

Signalons d'abord l'œsophagite, puis, lorsque le corps séjourne quelque temps, ou le plus souvent à la suite de manœuvres d'extraction et de propulsion, l'ulcération et la perforation de la paroi de l'œsophage. Celles-ci s'accompagnent tout naturellement de suppuration peri-œsophagienne, qui s'étend dans divers sens suivant le point où elle siège, et qui peut provoquer les accidents les plus redoutables. Cette suppuration, il est vrai, a pu, dans quelques cas, amener la guérison, par la pénétration du corps étranger dans le foyer purulent et son élimination avec le pus à travers l'ouverture naturelle ou artificielle de la peau ; le plus souvent l'abcès s'est propagé vers le médiastin postérieur, a déterminé des inflammations de voisinage, pneumonie, péricardite, et, sauf dans quelques cas très rares où une vomique a pu entraîner au-dehors un foyer enkysté (observation de Richardson) la mort s'en est suivie par pyohémie ou cachexie.

Les rapports du conduit œsophagien avec les vaisseaux importants du médiastin postérieur nous indiquent déjà, combien sont et doivent être fréquentes les hémorragies mortelles. (1)

L'asphyxie serait plutôt provoquée par des corps étrangers arrêtés dans la portion cervicale.

Nous signalerons, enfin, en passant les troubles de la phonation, l'inanition, la dysphagie, les convulsions généralisées (Larrey), les perforations de la trachée et des bronches, l'ouverture du péricarde et de la plèvre, etc., etc.

Ces accidents graves que nous ne faisons que mentionner sont bien faits pour attirer l'attention du chirurgien. Ils mon-

(1) Sevol. De la perforation des vaisseaux par les corps étrangers de l'œsophage. Thèse de Paris, 1874.

trent le besoin que nous avons de moyens d'extraction effica-
ces, de traitements avantageux pour le malade, sûrs pour
l'opérateur.

B. — Traitement.

Les procédés d'intervention dans les corps étrangers de
l'œsophage sont multiples et la sagacité des chirurgiens
éprouvée par les difficultés fréquentes a mis à contribution
les manœuvres et les instruments les plus divers.

1. Extraction par les voies naturelles. — On a tout d'abord
cherché à provoquer les vomissements ; il est inutile d'insister
sur leurs dangers. Si le corps n'est pas trop enclavé, s'il n'est
pas très profond, l'extraction reste le procédé le plus employé.
Pour cela, divers instruments ont été inventés, le plus recom-
mandable est le panier de Graefe qui permet « d'aller
accrocher par dessous et de cueillir en remontant le corps
étranger enclavé. »

Les diverses pinces qui ont été construites n'ont été avan-
tageuses que pour les corps situés dans la portion cervicale.
Plus bas elles sont d'une manipulation difficile, elles peuvent
même provoquer les accidents les plus graves, perforations,
hémorragies, etc., etc...

Il existe enfin des éponges et des ballons de caoutchouc, qui
peuvent en écartant les parois de l'œsophage où les aspérités
du corps se fixent, faciliter l'extraction ou la propulsion.

2. Propulsion. — La propulsion peut rendre de très grands
services. Ambroise Paré employait à cet usage la tige de
poireau que des coups de poing savamment appliqués dans le
dos venaient aider dans sa chute. On se sert maintenant, de la

tige de baleine garnie d'éponge, ou de l'explorateur à boule d'ivoire. « La propulsion sera l'intervention de choix si le corps étranger est régulier, s'il s'est arrêté à la région thoracique ou cervicale inférieure, s'il ne s'est point ancré dans la paroi œsophagienne par des angles saillants et des aspérités. » (1)

A la clinique du professeur Billroth, on fait usage avec succès des substances alimentaires, telles que la mie de pain et la bouillie de pommes de terre. Ces substances, en effet, risquent d'engluer le corps étranger, d'en marquer les saillies offensives et par cela même facilitent sa migration à travers le tube digestif. On cite le cas d'une cuisinière qui aurait expulsé de cette façon un râtelier long de cinq centimètres et large de trois centimètres. Nous ne reviendrons pas sur l'observation personnelle rapportée plus haut.

Pour la propulsion, comme pour l'extraction, il y a lieu d'insister sur la nécessité de pratiquer ces manœuvres avec la plus grande douceur et la plus grande prudence.

5. *Œsophagotomie externe.* — Restent les deux méthodes sanglantes, l'œsophagotomie externe et la gastrotomie.

Avant de discuter les indications de ces deux procédés, nous donnerons leur technique opératoire. Il nous paraît plus intéressant en effet de placer au seuil même de notre chapitre sur l'œsophagotomie intra-thoracique un exposé des avantages et des inconvénients d'une thérapeutique qui vient d'être récemment complétée par la mise en pratique d'un procédé nouveau.

« Le plus généralement la recherche et l'ouverture de l'œsophage se font au côté gauche du cou : l'inclinaison du conduit vers ce côté, justifie ce choix. Le malade est placé, la

(1) Forgue et Reclus, Traité de Thérapeutique chirurgicale. Tome II.

tête d'éfléchie en arrière pour développer la face antérieure du cou et attirer hors de la poitrine la trachée et l'œsophage; sa face est légèrement tournée vers la droite. A la hauteur déterminée par le cas particulier on fait une incision de 7 à 8 centimètres, qui ne descendra pas plus de deux centimètres de l'articulation sterno-claviculaire et ne dépassera pas en haut le bord supérieur du cartilage thyroïde. L'incision suivra un peu en avant le bord antérieur du sterno-mastoïdien, le peaucier et l'aponévrose superficielle seront sectionnés. On pénétrera aussi dans l'interstice celluleux qui sépare le sterno-mastoïdien des muscles sous-hyoïdiens, en procédant comme pour la ligature de la carotide primitive; le musle omoplato-hyoïdien est recliné en dehors ou sectionné. La sonde cannelée ou le doigt déchire ce tissu cellulaire; un écarteur recline en dedans le conduit laryngo-trachéal; l'index de l'opérateur écarte en dehors le paquet vasculo-nerveux progressivement libéré à coup de sonde cannelée et chargée sous un écarteur; l'hémostase doit être très rigoureuse pour éviter l'infiltration sanguine dans les tissus déjà tuméfiés. (1)

« Il n'est point toujours aisé de reconnaître l'œsophage. Le plus sûr est de suivre le jalon de Duplay : mettre à nu le lobe gauche du corps thyroïde et le contourner en dehors jusqu'à ce qu'on soit sur la trachée ; en soulevant le lobe, on voit apparaître les vaisseaux thyroïdiens inférieurs : la sonde, en leur donnant quelque liberté, permet de les récliner en bas et en dedans. Mais il faut savoir que dans quelques cas, les difficultés peuvent venir de ce lobe thyroïde lui-même hypértrophié, masquant l'œsophage. Des erreurs sont possibles : Kronlein et Konig ont incisé le lobe thyroïdien, Esmarch et Ruprecht ont pris pour le corps étranger le tubercule de Chas-

_____

1 Forgue et Reclus, loc. cit.

saignac. La consistance charnue de l'œsophage, sa dureté pendant la déglutition ne sauraient être des guides constants : la couleur, malgré les éponges et le soin de l'hémostase est trop souvent confondue dans la nappe confuse de l'hémorragie. Le doigt pourra sentir, maintes fois, une saillie du corps étranger, une sonde à extrémité olivaire introduite dans l'œsophage, jusqu'au point d'arrêt du corps, sera d'un utile secours pour ce diagnostic.

» L'œsophage une fois reconnu sera saisi et tendu par deux fines pinces érignes et incisé latéralement suivant une direction longitudinale, au niveau du corps étranger si possible... L'extraction du corps variera suivant son siège, sa nature, son mode d'implantation.

» Faut-il suturer la plaie de l'œsophage ?... Dans la grande majorité des cas, la suture est à ne point tenter.

» La plaie extérieure sera suturée dans sa partie haute : au point déclive, on placera un drain court et, si l'on redoute, en raison des lésions pariétales, des infiltrations septiques vers le médiastin, on tamponnera à la gaze iodoformée cette partie basse. »

Lorsque le corps étranger siège trop bas, pour être atteint par la plaie œsophagienne, certains opérateurs ont recours à la gastrotomie et vont le chercher à travers le cardia. (Bull (Richardson).

Gastrotomie. — La gastrotomie est très précieuse pour les corps étrangers de la partie inférieure du conduit œsophagien. La technique opératoire reste la même que pour les autres cas. D'après Richardson [1] une incision oblique et parallèle aux côtes est préférable à tout autre, lorsqu'on se propose

---

[1] Richardson. Boston méd. and. surg. journal, décembre 1886.

d'introduire la main dans l'estomac. Si l'on croit pouvoir, avec le seul secours des instruments, arriver à extraire le corps, on peut alors faire l'incision médiane qui sera plus commode.

Bull (1) préfère l'incision médiane abdominale, parce que, dit-il, l'ouverture cardiaque se trouve ainsi plus à la portée de l'opérateur.

Nous ne voulons pas nous étendre plus longuement sur l'exposé de ces diverses opérations; nous avons tenu, pour être complet, à les mentionner sommairement avant d'aborder l'étude du procédé nouveau qu'Hartmann et Quénu, (2) à la suite d'expériences faites sur les cadavres, ont proposé à la société de chirurgie, dans la séance du 4 février 1891, et que M. le professeur Forgue a mis en pratique pour la première fois sur le vivant, en juin 1897. (3)

---

(1) Bull. Méd. Hee., New-York, 1897. Tome I.

(2) Quenu et Hartmann. Des voies de pénétration chirurgicale dans le médiastin postérieur. Bull. de Chirurgie, mars 1891.

(3) Montpellier Médical, 20 novembre 1898. De l'œsophagotomie intra-médiastinale pour corps étrangers de l'œsophage thoracique. (Forgue).

CHAPITRE IV.

De l'Œsophagotomie intra-médiastinale

Historique. — Indications. — Technique opératoire.

A.— Historique.

Grâce aux bienfaits de l'asepsie et de l'antisepsie, la chirurgie intra-médiastinale qui jusqu'à ce jour était restée dans l'ombre, a conquis une place importante dans la science. Grâce enfin aux découvertes récentes de la radioscopie, les chirurgiens ne craignent plus de pénétrer dans le thorax, d'attaquer dans ses points les plus reculés les organes essentiels à la vie.

Nous ne parlerons pas de la chirurgie intra-médiastinale antérieure, son histoire plus complète et plus brillante que celle de la chirurgie intra-médiastinale postérieure n'a point sa place ici. Qu'il nous suffise cependant de signaler en passant les services innombrables qu'elle a pu rendre aux chirurgiens depuis Gallien, le créateur de la trépanation sternale, jusqu'à tout récemment Rehn, Parrozani et Cappelen qui viennent de réaliser sur l'homme vivant la suture des plaies perforantes du cœur. (1)

Pour ce qui concerne le médiastin postérieur, plus téméraire devait être celui qui le premier oserait se frayer un passage à

---

(1) Cappelen, Norsk Mag. Kristiania 1890, T. XI.

travers un labyrinthe aussi délicat, à travers cette région dont
la description anatomique nous a montré toute la complexité.

C'est Nasiloff (1) de Saint-Pétersbourg qui dès 1888 à la
suite de recherches expérimentales faites sur le cadavre, ose
le premier affirmer la possibilité d'atteindre les cancers de
l'œsophage intrathoracique par les voies intra-médiastinales.
« Et ce mode d'intervention nouveau, l'œsophagotomie
intra-thoracique, parait être encore indiqué aussi bien dans
les cas de corps étrangers de l'œsophage que dans les inflammations des divers organes du médiastin postérieur. »

L'idée était lancée elle porta ses fruits.

Quénu et Hartmann reprennent les travaux de l'auteur
russe, et font de nouvelles recherches : de ces travaux et de
ces recherches résulte l'importante communication faite à
la société de chirurgie le 4 février 1891. Ces deux auteurs
confirment les conclusions de Nasiloff. (2) « J'ai fait dit
M. Quénu, avec l'aide de M. Hartmann, quelques recherches
sur les moyens de pénétrer chirurgicalement dans le médiastin
postérieur. Le sujet est, je crois, absolument neuf, car nous
n'avons trouvé qu'un travail anatomique de M. Nasiloff sur
le même sujet.

« Nous avions d'abord pensé à longer les apophyses
transverses des vertèbres dorsales, mais nous avons été
tellement gênés par la saillie considérable que font dans le
médiastin, les corps des vertèbres dorsales que nous avons dû
rejeter cette voie et cheminer de manière à aborder transver-
salement le médiastin après avoir décollé et refoulé le poumon
et la plèvre. »

---

(1) Nasiloff. Œsophagotomia et resectio œsophagi endothoracica, Vratch n° 25, Saint-
Pétersbourg, 1888.

(2) Quénu et Hartmann. Des voies de pénétration chirurgicale dans le médiastin postérieur, Bullet. Mémoires de la Société de chirurgie, Paris 1891, T. XVII.

En Amérique presque en même temps, de Forest-Willards (1) sur les chiens, Rushmore sur les cadavres pratiquent par le même procédé des bronchotomies intra-médiastinales.

Potarca (2) en 1893 s'occupe activement de la question et après de nombreuses expériences faites sur le cadavre et sur les animaux vivants, il arrive à conclure « que la voie la plus praticable et la moins périlleuse pour pénétrer dans le médiastin postérieur est la voie latéro-vertébrale droite et non la gauche comme l'affirment Nasiloff, Quénu et Hartmann. »

A la société de chirurgie de Paris, deux ans plus tard, Ziembiki (3) communique une observation de médiastinite postérieure et appuie avec insistance sur la possibilité et l'opportunité du drainage trans-médiastinal postérieur proposé par le chirurgien de Saint-Pétersbourg. Pendant ce temps Bryant, (4) en Amérique, prône la même méthode: Obalinski, (5) quelques mois plus tard, fait paraître un mémoire intéressant sur cinq cas de médiastinites postérieures suppurées traitées avec succès par le même procédé.

Enfin, c'est M. le professeur Forgue (6) le premier qui en juin 1897 pratique, pour un corps étranger de la portion thoracique de l'œsophage, une œsophagotomie intra-médiastinale droite. L'observation retentissante qui vient d'être communiquée au dernier Congrès de chirurgie de Paris se trouve en tête de notre travail. Nous reviendrons plus loin sur cette observation, quand nous traiterons de la technique opératoire.

(1) De Forest-Willards, loc. cit.
(2) Potharca. Thèse de Bucharest, 1843.
(3) Ziembiki. Bull. et Mém. de la Société de chirurgie, 1895.
(4) Bryant. The of Amer. Surg. Assoc. Philadelphie, 1895 et 1896.
(5) Obalinski. Wien. Klin. Woch, 1896.
(6) Forgue. Congrès de chirurgie, Paris, octobre 1898.

Après M. le professeur Forgue, Rehn (1) de Francfort tout récemment, pratique des œsophagotomies intrathoraciques pour des rétrécissements cancéreux et cicatriciels de la portion médiastinale de l'œsophage. Dans ses conclusions lues au Congrès de chirurgie de Berlin de cette même année, l'auteur déclare que « contrairement à Quénu et Hartmann qui recommandent la pénétration par le côté gauche, il est plus commode, après la création d'un grand lambeau des parties molles et la résection d'un grand nombre quelconque de côtes, de pénétrer par le côté latero-vertébral droit pour rencontrer directement l'œsophage sans blesser d'autres organes vitaux importants. »

« L'œsophage qui vers son commencement et vers sa fin plus basse que la 10ᵉ vertèbre dorsale, appartient à la moitié gauche du corps, est placé dans sa région intra-thoracique (région qui doit être considérée surtout pour de telles interventions éventuelles, entre la 4ᵉ et la 3ᵉ vertèbre dorsale), plus ou moins vers la droite de la ligne médiane. Les deux pneumogastriques sont placés sur les parois antérieure et postérieure et doivent être évités, ainsi que la grande veine azygos et le nerf sympathique qui est placé à droite et derrière, sur le côté des corps vertébraux.

» La difficulté principale dans l'isolement de l'œsophage se rencontre pendant la résection des côtes et aussi pendant le décollement de la plèvre pariétale, ce qui d'ailleurs n'est pas trop difficile pour éviter le pneumothorax, accident qui n'a pas pu être évité dans les deux cas, et qui a été fatal pour les malades, par une infection secondaire.»

« Il y a donc possibilité d'arriver sur la portion intra thoracique de l'œsophage, sans attaquer des organes vitaux impor-

---

(1) Rehn. Central f. chirurgie, 1898, Berlin.

tants et on voit l'espérance, que certaines maladies de l'œsophage, qui ne cèdent à aucune autre action thérapeutique,
soient attaquées, en découvrant l'organe par le côté droit du
médiastin postérieur.»

B. — Indications

Pour faciliter l'étude des corps étrangers qui s'y arrêtent et
s'y enclavent, la portion thoracique de l'œsophage peut être
divisée en trois segments : un premier situé au niveau ou au-
dessus des deux crosses vasculaires de l'azygos et de l'aorte;
un deuxième allant des deux crosses vasculaires précédentes à
la partie supérieure du segment cardiaque; le troisième, enfin,
constitué par le segment cardiaque lui-même.

Revenons sur un point déjà signalé dans le cours de notre
travail : Entre la 4e et la 7e vertèbre dorsale, l'œsophage présente deux étranglements physiologiques, l'un aortique, l'autre
bronchique qui constituent un point tout préparé pour rece-
voir et arrêter les corps étrangers. Ce détail nous allons le voir
a une très grande import... ce.

Si nous éliminons les diverses méthodes, dites de douceur,
que la thérapeutique des corps étrangers de l'œsophage nous
fournit: Extractions par voies naturelles et propulsion, nous
nous trouvons en présence de trois procédés seulement, deux
anciens l'œsophagotomie cervicale et la gastrotomie qui ont
fait leur preuve, un tout récent l'œsophagotomie intra-médiastinale. Auquel des trois, le chirurgien acculé aura-t-il recours,
le cas échéant ?

Avec notre maître, M. le professeur Forgue, avec la plupart
des auteurs qui se sont occupés de la question, nous ne crai-
gnons pas d'affirmer que chaque fois que le corps étranger
siègera dans le premier segment c'est-à-dire, au dessus des

deux crosses vasculaires, il faudra avoir recours à l'œsophagotomie cervicale ; chaque fois qu'il siègera dans le segment
cardiaque, comme Richardson et Bull, il faudra tenter la gastrotomie ; et enfin toutes les fois, et ce sont les cas les plus fréquents, que le point d'enclavement répondra à peu près, vers
l'espace compris entre la 5ᵐᵉ et 7ᵐᵉ vertèbre dorsale c'est par la
voie médiastinale postérieure qu'il faudra agir.

L'œsophagotomie cervicale, en effet, qui dans les cas où le
corps siégeait haut a donné d'excellents résultats devient un
procédé insuffisant et périlleux quand il faut manœuvrer pro-
fondément sur une substance irrégulière et fortement enclavée.
On a vu se produire les accidents les plus graves : ulcérations,
suppurations et perforations des parois œsophagiennes, sans
compter les hémorragies foudroyantes et les complications les
plus redoutables.

Nous pourrions citer de nombreuses observations, en voici
une entre autres.

« Un officier âgé de 24 ans, avale pendant son sommeil, un
râtelier muni de deux dents artificielles. Les médecins appelés
en toute hâte, lui ordonnent quelques vomitifs qui restent sans
résultat. Il se décide à entrer dans le service de Severeanu à
Bucharest. Celui-ci après quelques tentatives infructueuses
d'extraction par la bouche avec les pinces œsophagiennes pratique l'œsophagotomie cervicale. Sept jours après le malade
succombe, on fait l'autopsie et on trouve l'œsophage perforé à
plusieurs endroits : au niveau de l'une de ces perforations on
remarque un abcès intra-médiastinal gangréneux, point de
départ de l'infection.

Les cas sont nombreux où les accidents primitifs et secondaires revêtent un caractère encore plus dramatique. Tantôt
(observation de Bosc, rapportée par G. Fischer) (1) c'est une

_____

(1) Fischer Deutsche Zeit für Chirurgie, 1887, T. XXV.

hémorragie violente qui emporte le malade 8 jours après l'opération, tantôt (Fischer) (1) l patient meurt de septicémie cinq jours, quelquefois même un jour après l'intervention.

On nous accusera sans doute de prendre les cas malheureux et de passer sous silence les résultats avantageux. Mais, alors même que l'on trouve dans la science quelques observations relativement heureuses, ne doit-on pas s'émouvoir de cette lugubre statistique ! Les chirurgiens ne doivent-ils pas prendre à tâche d'améliorer une thérapeutique aussi insuffisante que dangereuse !

D'autre part, la gastrotomie proposée par Richardson et Bull (2), si elle a été très utile et très avantageuse lorsqu'il a fallu agir sur un corps siégeant dans le segment inférieur du canal alimentaire, n'a pu et ne pourra que difficilement rendre service quand il faudra remonter jusque dans l'œsophage thoracique.

Au-dessus du diaphragme, le chirurgien éprouve de réelles difficultés, il travaille aveuglément dans un tissu mou et friable. Autant l'intervention sera simple dans les parties basses, autant elle sera difficile dans les portions élevées. Les quelques cas que l'on trouve dans la littérature sont, en général, relatifs à des opérations pratiquées pour corps étrangers siégeant près de l'orifice inférieur.

Dans le cas publié par Richardson, l'opérateur arrive facilement avec l'index sur le râtelier enclavé ; dans celui de Bull le doigt introduit dans l'œsophage par son ouverture cardiaque, vient heurter un noyau de pêche qui obstrue le conduit alimentaire. Et cependant, malgré le siège bas du corps nuisible, on ne peut le saisir, il faut pour l'extraire le refouler

---

(1) Fischer Deustche Zeit für Chirurgie, 1888. T. XXVII
(2) Richardson Boston, méd. chirurg., journal, décembre 1886. Bull, méd., journal New-York, 1887, octobre.

dans le haut, le pousser jusque dans la bouche où on le cueille avec les doigts.

Ces deux auteurs, du reste, font suivre l'exposé de leur méthode, de quelques considérations qui peuvent se résumer dans l'idée suivante. « L'intervention par la voie stomacale est très précieuse pour les corps étrangers de la partie inférieure de l'œsophage, au delà de ce point, c'est à l'œsophagotomie cervicale qu'il faut avoir recours. »

Le procédé est donc déclaré insuffisant par ses créateurs eux-mêmes.

En résumé, et sans rappeler ici les indications communes à tous les cas de corps étrangers de l'œsophage, nous pouvons dire qu'une fois les premiers soins donnés, moyens de douceur etc., etc..., le chirurgien, si ces premiers soins sont inefficaces, devra songer à l'œsophagotomie intra-médiastinale chaque fois que le corps siègera trop bas pour l'œsophagotomie cervicale ou trop haut pour la gastrotomie. L'espace limite d'après Potharca s'étendrait à la portion d'œsophage thoracique comprise entre la 4me et la 9me ou 10me vertèbre dorsale.

C. — Technique opératoire

Soins préliminaires. — Avant d'opérer, le chirurgien s'assurera par tous les moyens qui seront à sa portée de la présence indubitable du corps étranger, de son siège, de sa consistance, de sa forme, etc... Pour cela, il tiendra compte des données commémoratives, auxquelles, d'ailleurs, il ne devra pas trop se rapporter s'il ne veut pas avoir de fâcheuses surprises ; il aura recours surtout aux explorations diverses : Cathétérisme, Œsophagoscopie, Radioscopie, Radiographie.

Une antisepsie rigoureuse sera faite, l'anesthésie sera confiée à un aide intelligent et sûr.

Temps extrathoracique.— Et d'abord faut-il inciser du côté droit ou du côté gauche ?

Pour Nasiloff, Quénu et Hartmann, on doit faire l'incision à gauche. A droite, la disposition du feuillet pleural génerait les manoeuvres de l'opérateur. Le feuillet, en effet, après avoir tapissé les corps vertébraux s'insinue sous l'oesophage qu'il recouvre postérieurement en formant un véritable cul-de-sac dans toute la partie située au-dessous de la crosse de la veine azygos.

D'après Polarca, ce cul-de-sac est si faiblement adossé aux parois de l'oesophage, que dès que la plèvre costo-vertébrale est détachée, il glisse en dehors, sans se rompre sous la simple pression du bout des doigts. Dans aucune de ses oesophagotomies intrathoraciques par le côté droit, exécutées sur le cadavre, il n'a déchiré ce cul-de-sac, tandis que malgré toutes les précautions prises il n'a pu éviter cette perforation quand il opérait du côté gauche. Aussi bien, et encouragé en cela par les dernières tentatives de Rehn, il conclut à l'incision droite.

A ces argumentations diverses nous opposons la brillante plaidoirie de M. le professeur Forgue en faveur de la voie latéro-vertébrale gauche. Nous la citons pour nous y rattacher : « La leçon qui nous est venue de notre intervention, les renseignements complémentaires que nous avons puisés dans les recherches cadavériques, nous font nous rallier à l'opinion de Quénu et d'Hartmann.

« Il faut savoir que la découverte de l'oesophage s'opère, sur le vivant, non point sous l'oeil, mais à bout de doigts, à une profondeur de 7 à 9 centimètres, malgré des résections osseuses même très rapprochées des têtes costales. Le doigt sur la plèvre, se laisse conduire par les surfaces décollables, par les espaces de clivage.

» Or, la plèvre médiastine gauche et la droite ont, avec l'œsophage, des rapports très différents, que Quénu et Hartmann ont mis en lumière, que l'on peut confirmer par des coupes transversales de la poitrine ou par l'ouverture postérieure du thorax en faisant sauter le plastron vertebro-costal et que viennent appuyer d'ailleurs les coupes mêmes de Potharca. Tandis que la plèvre gauche, après un très léger coude entre la colonne vertébrale et l'aorte, passe en avant sur le flanc externe de l'aorte pour se continuer directement sur le médiastin antérieur, la plèvre droite s'invagine entre le plan vertébral et l'œsophage et se repliant sur elle-même, constitue un cul-de-sac retro-œsophagien d'une profondeur qui croit de la 6ᵐᵉ à la 10ᵐᵉ dorsale et finit en bas par dépasser l'œsophage, en se rapprochant de la plèvre gauche. Potarca affirme que ce coude retro-œsophagien est si faiblement adossé aux parois que, dès que la plèvre costo-vertébrale est détachée, il glisse au dehors sans se rompre sous la plus faible pression du bout des doigts. Ce n'est point ce que nous avons trouvé dans notre opération, ni vérifié par nos recherches cadavériques : en réalité, l'œsophage tient à la plèvre médiastine, il y est rattaché par de courtes expansions que Treitz et Gilette ont notées. Du côté gauche, le décollement pleural mène droit à l'œsophage, en raison du trajet même de la plèvre médiastine : et le cotoiement de l'aorte, appliquée contre les corps vertébraux n'offre point une difficulté aussi grande qu'on le pourrait croire. A droite, au contraire, le doigt n'opère point avec commodité le dégagement du repli retro-œsophagien, véritable séreuse de glissement insinuée à la face postérieure du conduit et y adhérent par son feuillet viscéral : par contre, grâce à la présence du ligament de Morosoff, lame cellulaire et élastique tendue entre les deux plèvres, et dont l'existence nous parait moins inconstante que ne le juge Potarca, le doigt, suivant l'espace décollable, file en arrière de l'œsophage et de son cul-de-sac séreux, vers la face antérieure des corps vertébraux et vers l'aorte.

» On tend à confondre sous le nom de chirurgie intra-mé-distinale des interventions inégales et peu comparables. Autre chose est de pénétrer simplement dans le médiastin, de l'ouvrir pour en évacuer une collection purulente ; autre chose d'y opérer avec précision sur les organes y contenus, surtout sur l'œsophage. Dans le premier cas, la voie d'accès est indifférente ; qu'il s'agisse d'un phlegmon septique du médiastin où d'une collection froide tuberculeuse, l'intervention n'est, à proprement parler, qu'une thoracotomie postérieure : Et, en pareille occurence, comme l'intervention comporte un curettage du foyer purulent, nous inclinerions, pour nous éloigner de l'aorte, à passer par la droite.

« Mais, s'il faut agir sur l'œsophage, il est logique de prendre la route qui y mène le plus directement : cette route est sur le côté gauche du thorax »

L'incision sera donc faite à gauche.

On place le malade au bord de la table d'opération dans le décubitus latéral droit et légèrement incliné vers le ventre. Il est maintenu dans cette position par des aides ou par des coussins roulés. La région postérieure thoracique est tournée du côté du foyer le plus lumineux. L'opérateur se place du même côté.

Prenant le bistouri, il fait une incision, verticale, de 14 centimètres sur l'angle des côtés entre la ligne épineuse et le bord spinal de l'omoplate, le milieu répondant à un travers de pouce au dessous de l'épine scapulaire. En quelques coups, on sectionne successivement le tissu cellulaire sous cutané, le fascia superficialis puis l'aponevrose du trapèze. Sous cette aponevrose on coupe premièrement les fibres du trapèze, seulement dans la partie inférieure de la plaie, les supérieures pouvant se récliner facilement en haut au moyen d'un écarteur, secondement l'aponevrose et les fibres musculaires du grand rhomboïde le fascia lombo-dorsal, le dentelé supérieur. Restent les trois muscles de la masse commune sacro-lombaire. On entre avec la sonde cannelée et on déchire l'interstice musculaire entre le sacro-lombaire en dehors, le long dorsal en dedans. On récline tous ces muscles vers la colonne à l'aide de forts écarteurs.

Les 3me, 4me, 5me côtes apparaissent avec leurs espaces intercostaux, dans le fond de cette longue incision. On fait l'hémostase de la plaie et on résèque avec le costotome des morceaux de 3 à 5 centimètres de longueur. Ces résections sont sous-périostées et rasent en dedans le bout des apophyses transverses des vertèbres.

On a ainsi formé sur le côté latéral gauche, une fenêtre thoracique d'une hauteur de 10 centimètres sur une largeur de 3 à 5 centimètres. La sonde cannelée et l'écarteur isolent les vaisseaux et les nerfs de cette région, et enfin une hémostase rigoureuse achève ce premier temps de l'opération.

Temps intra-thoracique. — Si la chose n'est déjà faite, on place sous l'épaule droite du malade un coussin roulé volumineux qui en élevant le flanc costal au-dessus du champ opératoire rend plus facile les manœuvres de décollement.

On place sur les bords externe et interne de la grande ouverture, deux écarteurs puissants qui protègent contre les extrémités costales plus ou moins irrégulières la plèvre pariétale et les doigts de l'opérateur.

Puis commence le clivage, il se fait progressivement dans toute l'étendue de la fenêtre thoracique, sur le corps des côtes, sur leur tête, au niveau de laquelle on découvre sans le contusionner le cordon ganglionnaire du grand sympathique gauche, sur les parties latérales gauches des vertèbres dorsales, et enfin on arrive sur la ligne de réflexion du feuillet pleuro-médiastinal. « Il est remarquable, dit M. le professeur Forgue, avec quelle facilité et quelle sécurité se fait à ce niveau le clivage du feuillet pariétal de la séreuse, plus épais et plus résistant. »

Le décollement est achevé, le doigt pénètre facilement dans le médiastin postérieur. Si une hémorragie se produit intense, on tamponne, à la rigueur on ligature.

Il est facile, contournant l'aorte que l'on sent au toucher, de venir reconnaître l'œsophage en avant (Hartmann), tube mou, lisse, qu'on distingue aisément des organes voisins. Contre lui et sur son bord gauche se trouve flanqué le pneumogastrique gauche.

Il faudra éviter de décoller l'aorte sur sa face postérieure, car entre celle-ci et la colonne vertébrale se trouve un réseau vasculaire abondant pouvant donner lieu à une perte de sang considérable.

C'est alors que doit s'effectuer avec la plus grande délicatesse, la recherche du corps étranger. Une fois celui-ci découvert on fixe l'œsophage par deux pinces et si la manœuvre devient difficile « il faudra s'aider soit de la propulsion d'une grosse olive poussée jusqu'au niveau du point d'enclavement, soit même de l'introduction du doigt par une boutonnière d'œsophagotomie cervicale. » Forgue.

On fait sur les parois de l'œsophage ainsi fixé, une incision verticale, proportionnée à la grosseur du corps nuisible. Puis on procède à l'extraction. Cette manœuvre doit être faite avec la plus grande prudence, évitant avant tout de déchirer les parois si délicates du conduit œsophagien, de léser en passant les pneumogastriques dont les filets anastomotiques forment un large plexus nerveux.

Doit-on drainer simplement ou bien doit-on suturer la plaie œsophagienne ? D'après Potarca, dont la compétence dans tout ce qui touche au médiastin est indiscutable, il vaut mieux placer une sonde à demeure « d'une part pour éviter les résultats fâcheux qui peuvent survenir à la suite d'une suture complète, d'autre part pour pouvoir nourrir le malade par cette sonde qui plonge par son extrémité interne dans l'estomac et dont l'extrémité externe est fixée dans le pansement.

On termine par le tamponnement du médiastin à la Mikülicz et l'application d'un pansement aseptique maintenu par un bandage thoracique.

Soins consécutifs. — Tout n'est pas fini. Le malade quoique délivré de son corps étranger, n'en reste pas moins exposé, si on l'abandonne aux plus graves complications.

Le premier pansement que l'on aura fait avec tout le soin désirable, sera renouvelé dans les mêmes conditions le lendemain et les jours suivants, une ou deux fois dans les 24 heures selon l'abondance des sécrétions et selon la nécessité de nourrir plus ou moins le malade. On se basera pour les soins consécutifs sur les indications particulières à chaque cas.

Rappelons (Terrier) que les lavages intra-thoraciques plus ou moins abondants doivent autant que possible être repoussés, la plaie devant être simplement détergée avec des tampons stérilisés.

Pour ce qui a trait à l'alimentation on possède plusieurs méthodes. On peut nourrir le malade avec des lavements nutritifs ordinaires. Cette méthode a l'avantage de laisser l'œsophage complètement au repos, mais elle est difficile à pratiquer et ne peut guère se continuer que pendant deux ou trois jours.

Il sera plus facile, plus avantageux, il nous semble, d'alimenter l'opéré au moyen de la sonde restée à demeure. On injectera dans l'estomac pendant une dizaine de jours du bouillon, du lait, des œufs peu cuits, du vin, et, si au bout de ce temps la cicatrisation est faite, l'alimentation pourra se faire à l'aide d'une sonde œsophagienne introduite par la bouche ou par le nez.

Complications. — Avant d'aborder nos conclusions, il nous paraît utile de mentionner simplement les complications primitives ou secondaires qui peuvent accompagner l'œsophagotomie intra-médiastinale.

Comme accidents primitifs, nous ne nous attarderons pas sur les hémorrhagies plus ou moins dramatiques qui peuvent survenir dans le deuxième temps de l'opération. Après les hémorragies, on a signalé comme possible, la rupture de la plèvre provoquant immédiatement chez l'opéré un pneumothorax suivie de dyspnée intense et d'asphyxie, rupture d'autant plus grave que la plèvre, saine de toute adhérence, laissera l'air pénétrer plus facilement entre les deux feuillets. Nous ajouterons enfin à cette liste la perforation d'une bronche importante et la dilacération nerveuse.

Un opérateur prudent et habile saura éviter tous ces écueils; « il faudra donc avant de tenter une œsophagotomie intrathoracique avoir présentes à l'esprit ces éventualités contre lesquelles on devra être préparé à lutter. » Potarca.

Une complication qui doit être signalée, puisqu'elle se trouve dans notre observation, est celle qui résulte de l'adhérence trop intime existant entre l'œsophage et la plèvre médiastine. Nous sommes en devoir d'affirmer, que pareil échec sera évité si on a soin, comme le recommande M. Forgue, de passer par la voie latérale gauche.

Quant aux complications anesthésiques et à celles consécutives à l'opération nous n'en dirons rien, elles sont de toutes les interventions chirurgicales importantes.

CONCLUSIONS

I.

Les Corps étrangers arrêtés dans *la portion thoracique* de l'œsophage ne peuvent pas toujours être enlevés par les manœuvres dites de douceur : Extraction par les voies supérieures et Propulsion. D'autre part, la situation anatomique de cette portion du canal alimentaire ne permet pas des manœuvres « prolongées ou répétées. »

II.

Trois procédés différents s'offrent au chirurgien : l'Œsophagotomie cervicale, la Gastrotomie et l'Œsophagotomie intra-thoracique.

1° Il choisira l'œsophagotomie cervicale si, le cathétérisme et la radiographie aidant, il a la certitude que le corps obstruant est enclavé au-dessus des deux crosses vasculaires de l'Azygos et de l'Aorte.

2° Il choisira la gastrotomie avec exploration et dilatation digitale du cardia s'il siège dans le segment supra-cardiaque, et enfin :

3° Il aura recours à l'*Œsophagotomie intra-médiastinale*, dans tous les autres cas.

III.

Cette opération, dit Polarca, «grâce aux bienfaits de l'antisepsie, doit prendre place parmi les opérations praticables sur l'homme vivant, auprès de l'œsophagotomie cervicale, qui elle aussi a été considérée par des chirurgiens de valeur, comme une opération des plus graves et des plus difficiles de la chirurgie.»

IV.

Il résulte des expériences de Quénu, Hartmann et Nasiloff ; il ressort de l'étude du cas opéré par M. le professeur Forgue, le premier en date, de ses recherches anatomiques, que la voie latéro-vertébrale gauche est la plus praticable dans la recherche de l'œsophage par le médiastin postérieur.

INDEX BIBLIOGRAPHIQUE

BÉGIN. — Mémoire sur les corps étrangers ingérés et passés dans les voies aériennes ou arrêtées dans l'œsophage. « Mémoires de Médec. militaire. » Paris, 1833, T. XX.

BRIAIS. — Corps étrangers du pharynx, de l'œsophage, de l'estomac chez l'enfant. Thèse de Paris, 1896-1897.

BEECKMANN-DELATOUR. — « Med. Record. », New-York, 1897, T. Iᵉʳ.

BULL (William) et WALKER. — « Med. Record. », New-York, 1897, T. Iᵉʳ.

BULL (William). — « Med. Journal », New-York, 1887, Octob.

BRYANT. — « The of Amer. Surg. Assoc. ». Philadelphie, 1895, page 447.

— — « The of Amer. Surg. Assoc. », Philadelphie, 1896, page 225.

BECK. — Corps étrangers de l'œsophage. « Clin. Record. », New-York, 1896.

CAPPELEN. — « Norsk Mag. Kristiania. 1896. »

CHAVIER. — Œsophagotomie externe pour corps étrangers de l'œsophage. « Archives prov. de Chirurg. Paris, 1895. »

CARTER. — « Archives de médecine militaire, 1894. »

DUPUYTREN. — Leçons orales de clin. chirurg. T. III.

DUPLAY. — « Bulletin de la Société de Chirurgie ». Paris, 7 octobre 1874.

— — De l'œsophagotomie. « Arch. gén. de médec. ». Paris, 1874.

DUPLAY et RECLUS. — « Traité de Chirurgie. » T. V. (Œsoph.)

EGLOFF. — Beitrage sur Klinische Chirurgie, 1894. B^d XII.

FELIZET. — Sur une pièce de monnaie retenue pendant sept jours dans l'œsophage d'un enfant de quatre ans. « Bull. et Mém. de la Société de Chirurgie. » Paris, 1894.

FÉDOROFF. — Chirurgie. Lietopiss, 1895. Vol. V.

FRAELICH. — « Archives provinciales de Chirurgie », 1894.

FORGUE et RECLUS. — « Traité de Thérapeutique chirurg. » 2e édition. T. II.

FORGUE. — Communication lue au Congrès de Chirurgie de Paris, Octobre 1898, parue dans le « Montpellier médical » du 20 novembre 1898.

FISCHER. — « Deustche Zeit für Chirurg. », 1887. T. XXV.
—   —   —   1888. T. XVVII.

GROS. — De l'œsophagotomie externe pour extraction de corps étrangers de l'œsophage. « Sem. méd. » Paris, 1891.

GANGOLPHE. — Corps étranger de l'œsophage. « Lyon médical », 1895. T. XXX
—   — In « Traité de Chirurgie » de Le Dentu et Delbet. T. VI, article « Œsophage ».

GAILLARD. — De l'intervention sanglante dans le traitement des corps étrangers de l'œsophage. Lyon, Thèse, 1894.

HÉVIN. — Précis d'obs. sur les corps étrangers arrêtés dans l'œsophage. « Mém. de l'Acad. royale de chirurg. », 1761, t. Ier.

LAVACHERIE (DE). — De l'Œsophagotomie. Bruxelles, 1845.

LANNELONGUE. — Sur dix-huit cas de corps étranger de l'œsophage chez les enfants. « Bull. et Mém. de la Soc. de Chirurg. ». Paris, 1880.

MONDIÈRE. — Observations sur les accidents déterminés par le séjour des corps étrangers dans l'œsophage. « Arch. gén. de méd. », Paris, 1830. T. XXIV.

MARTIN. — Des corps étrangers de l'œsophage considérés principalement au point de vue de leur traitement. Thèse de Paris, 1868.

MARKAE (Thomas). — « Annales de Chirurgie », Saint-Louis, 1886. Vol. IV.

MICHEL. — Œsophagotomie. In « Diction. encyclop. des sciences médicales ». Paris, 1880.

NASILOFF (Ivan). — Œsophagotomia et resectio œsophagi endo-thoracica. « Vratch », n° 25. Saint-Pétersbourg, 1888.

NEVOT. — De la perforation des vaisseaux par les corps étrangers de l'œsophage. Thèse de Paris, 1879.

OBALINSKI. — Wien. Klin. Woch, 1896.

POTARCA. — L'Œsophagotomie intrathoracique par le médiastin postérieur. Thèse pour le doctorat. Bucharest, 1893.

—   — Sur l'Œsophagotomie intrathoracique par le médiastin postérieur. « Roumanie médicale », 1894, n°s 4 et 5. Bucharest.

—   — La Chirurgie intramédiastinale postérieure. Paris, 1898, chez Carré et Naud.

—   — « Presse médicale », Novembre 1898.

PÉAN. — Corps étranger de l'œsophage. « Bull. de l'Acad. de méd. », 1897.

PERIER. — Œsophagotomie externe pour retirer un bouton de manchette. « Mercredi-Méd. », Paris, 1890.

POULET. — Traité des corps étrangers en chirurgie. Paris, 1879.

QUÉNU et HARTMANN. — Des voies de pénétration chirurgicale dans le médiastin postérieur. « Bull. et Mém. de la Société de Chirurgie ». Paris, 1891, t. XVII et « Revue de Chirurgie », n° 3, 10 mars 1871.

—   — Note sur un rapport peu connu de la plèvre. « Bull. de la Soc. Anatom. ». Paris, 1891.

REHN. — Operationen an den Brust-abschnit des Speisl-rohre. « Central f. Chirurg. », 1898. Berlin.

RICHARDSON. — « Boston méd., and Chirurg. Journal ». Décemb. 1886.

RICHET. — Corps étrangers de l'œsoph. «France méd.». Paris, 1888.

SANTIEUX. — Thèse de Paris, 1895. « De l'Œsophagotomie. »

TUFFIER et HALLION. — Compte-rendu. Sociét. de Biol 1896.

TUFFIER. — Chirurgie du Poumon. 1897.

TILLAUX. — Traité d'anatomie topographique.

TESTUT. — Traité d'anatomie descriptive.

TERRIER. — De l'Œsophalog. externe. Thèse de Paris, 1870.

— — Chirurgie du poumon. «Progrès médical », 1897.

TERILLON, BERGER, SEGOND, JALAGUIER, FÉLIZET, DE-LORME. — «Bull. de la Soc. de Chirurgie », 1893, passim.

VIGAN. — De la pénétration et de l'arrêt des pièces de pro-thèse dentaire dans l'œsophage. Thèse de Lyon, 1897.

ZIEMBICKI. — Du phlegmon du médiastin post. et de son traitement. « Bull. et Mém. de la Soc. de Chirurg.», 1895.

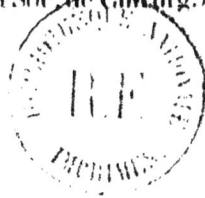

TABLE DES MATIÈRES

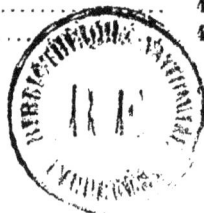

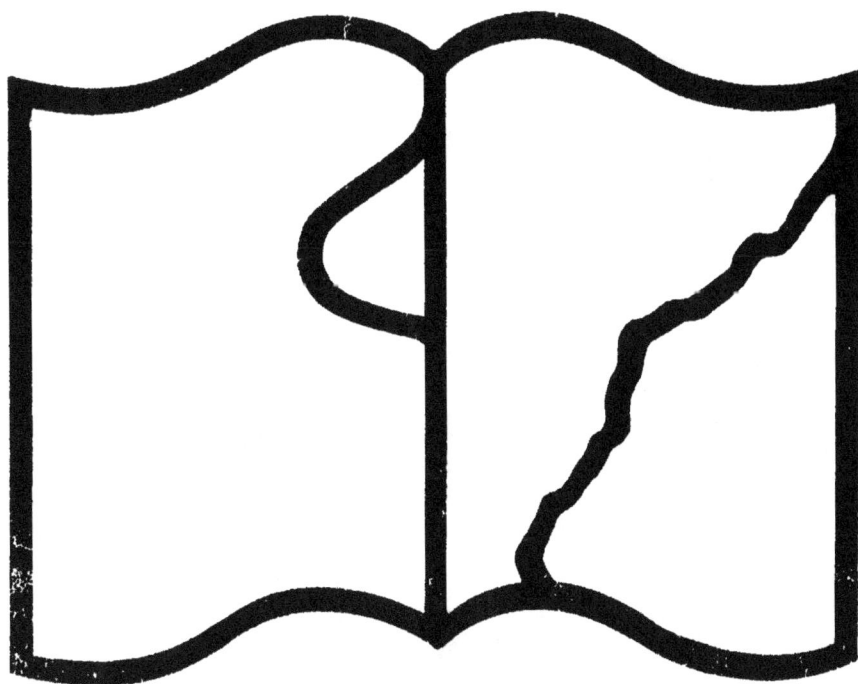

Texte détérioré — reliure défectueuse

NF Z 43-120 11

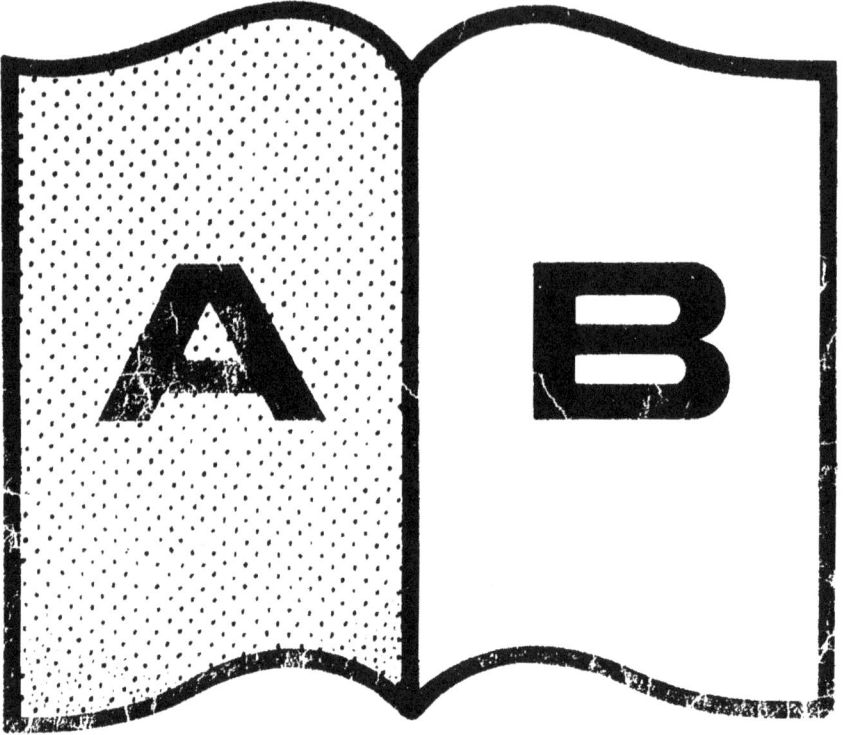

Contraste insuffisant

NF Z 43-120-14

www.ingramcontent.com/pod-product-compliance
Lightning Source LLC
Chambersburg PA
CBHW071338200326
41520CB00013B/3023